W0414734

Pour être tenu au courant de nos publications,
envoyez vos coordonnées à :
Editions La Plage – 60, rue Monsieur-le-Prince – 75006 Paris
edition@laplage.fr
www.laplage.fr

© Éditions La Plage, Paris, 2013
ISBN : 978-2-84221-353-4

RECYCLÉ
Papier
FSC FSC® C112206

Mise en page : Alix Heckendorn
Correction : Clémentine Bougrat

Imprimé sur du papier issu de forêts gérées durablement, à Barcelone, sur les presses de Beta (ES), imprimeur labellisé pour ses pratiques respectueuses de l'environnement.

Toute reproduction, intégrale ou partielle, par quelque procédé que ce soit, de la présente publication, faite sans l'autorisation de l'éditeur est illicite (article L/122.4 du Code de la propriété intellectuelle) et constitue une contrefaçon. L'autorisation d'effectuer des reproductions par reprographie doit être obtenue auprès du Centre français d'exploitation du droit de copie (C.F.C.) – 20, rue des Grands-Augustins – 75006 Paris – Tél. : 01 44 07 47 70.

comment manger moins de viande

Docteur **Jérôme Bernard-Pellet**

Garance Leureux

éditions la plage

Sommaire

Les conseils du médecin

Il n'y a aucun inconvénient à manger moins ou pas de viande. Une littérature scientifique abondante démontre que les alimentations végétariennes sont non seulement viables mais en plus elles comportent un certain nombre d'avantages pour la santé. Il existe à ce sujet un document de référence international remis à jour tous les 5 ans. Cette référence est la plus aboutie en la matière. Il s'agit de la position officielle de l'Association américaine de diététique au sujet de l'alimentation végétarienne. Il existe à ce jour d'autres preuves irréfutables comme quoi il est possible de se passer totalement de viande. Ces preuves irréfutables sont constituées d'études qui comparent la mortalité globale des végétariens avec celle de ceux qui mangent de la viande. Nous avons constaté que la mortalité globale était d'environ 15 % moindre chez les végétariens ce qui montre non seulement qu'il est possible de se passer totalement de viande mais qu'en plus c'est très probablement bénéfique.

LES BIENFAITS D'UNE ALIMENTATION VÉGÉTARIENNE

Tout l'intérêt d'une alimentation végétarienne bien menée réside dans sa capacité à prévenir un certain nombre de fléaux de santé publique courants dans nos sociétés occidentales. Plus largement, une bonne nutrition, qu'elle soit à tendance végétarienne ou 100 % végétale, est l'une des mesures de médecine préventive les plus efficaces qui soit. Parmi les maladies chroniques qui peuvent être prévenues en partie par une alimentation végétarienne, nous citerons l'obésité, l'hypercholestérolémie, l'hypertension, le diabète de type 2, les maladies cardiovasculaires dont les cardiopathies ischémiques et certains types de cancer notamment le cancer du côlon et celui de la prostate. Ces effets bénéfiques sont bien démontrés et nous invitons le lecteur curieux à prendre connaissance des études citées dans la position officielle de l'Association américaine de diététique au sujet de l'alimentation végétarienne. En 2011, une grande étude publiée par le Dr Appleby a démontré pour la première fois au monde qu'une alimentation strictement végétarienne diminuait fortement le risque de cataracte.

Comment l'équilibrer ?

Il est facile d'équilibrer une alimentation végétarienne en utilisant en majorité six groupes alimentaires majeurs : légumes, fruits entiers, céréales complètes, légumineuses (à savoir lentilles, pois, pois chiches, haricots secs, fèves, soja, etc.), fruits oléagineux (noix, amandes, noisettes, noix de cajou, pistaches, etc.) et graines germées ou non germées. Ces groupes alimentaires ont fait leurs preuves pour prévenir un certain nombre de fléaux de santé publique cités plus haut. Par exemple, les fruits oléagineux, notamment les noix, sont connus pour faire baisser la mortalité cardiovasculaire. Nous noterons que les légumineuses, à ne pas confondre avec les légumes, sont actuellement délaissées alors qu'elles devraient tenir une place majeure dans notre alimentation comme c'était d'ailleurs le cas avant la 2e guerre mondiale. Même si cela peut étonner au premier abord, l'étude de menus mangés par des végétariens peu éduqués en diététique que l'on compare à ceux d'omnivores (également peu éduqués en diététique il faut le reconnaitre) met en évidence l'intéressant phénomène suivant : les menus végétariens sont en moyenne plus proches des recommandations officielles que leurs homologues omnivores. La ration de glucides complexes et celle de lipides polyinsaturés sont par exemple en moyenne plus proches des recommandations officielles chez les végétariens. C'est l'une des raisons pour lesquelles les personnes qui souhaitent diminuer la viande ou l'arrêter complètement ne doivent pas s'inquiéter outre mesure. Les quelques conseils simples proposés dans cet ouvrage vous permettront d'équilibrer facilement une alimentation végétarienne. Les omnivores ont autant besoin que les végétariens d'être éduqués en nutrition. En effet, il ne faut pas perdre de vue que l'alimentation des occidentaux est de médiocre qualité et qu'elle constitue un contre-exemple de ce qu'il faut faire. Tout le monde devrait s'inquiéter de son équilibre alimentaire et non seulement les végétariens. Les grands principes édictés dans ce chapitre vous aideront à faire au moins aussi bien que des omnivores faisant attention à ce qu'ils mangent. Si vous souhaitez approfondir vos connaissances sur l'équilibre nutritionnel du végétarien, nous vous invitons à vous procurer un exemplaire du *guide du végétarien débutant* édité par l'Association Végétarienne de France qui aborde les aspects pratiques de cette alimentation. Pour connaitre tous les détails des bénéfices pour la santé que l'on peut espérer de ce mode alimentaire, lisez la traduction en français de la position officielle de l'Association américaine de diététique disponible sur le site de l'APSARes (Association de Professionnels de Santé pour une Alimentation Responsable).

Erreurs à ne pas commettre

La principale erreur à ne pas commettre est de surconsommer des œufs et des produits laitiers en pensant pallier à un éventuel risque de carences en protéines. En faisant cela, vous allez consommer trop de protéines ce qui est toxique pour les reins. L'excès de protéines favorise en outre l'ostéoporose en générant une acidose. De plus, vous allez avoir des apports trop importants en cholestérol et en graisses saturées ce qui est délétère pour le système cardio-vasculaire. Peu de gens savent que même les végétariens mangent trop de protéines en moyenne, même s'il y a d'énormes variations entre individus. L'autre écueil est de devenir excessivement anxieux lorsqu'on diminue sa consommation de viande. Il faut reconnaitre que l'inconnu peut parfois être anxiogène. Or, il faut savoir que le végétarisme est un art de vivre maintenant largement éprouvé depuis des lustres. L'un des buts de ce chapitre est justement de vous apporter les informations qui éviteront de vous inquiéter de façon excessive.

OÙ TROUVER LES PROTÉINES ?

Les trois principales sources de protéines végétales sont les légumineuses (à ne pas confondre avec les légumes qui contiennent très peu de protéines), les céréales ainsi que les fruits oléagineux. Parmi ces trois sources de protéines, la consommation de légumineuses ainsi que celle de fruits oléagineux doivent être particulièrement encouragées. Parmi les légumineuses, il y a une qui a des caractéristiques particulières, ce qui en fait un aliment un peu à part : le soja. Sa composition en acides aminés essentiels est tellement similaire à celle de la viande que le soja est considéré comme un substitut parfait à la viande. Nous pouvons dire la même chose du quinoa. L'Organisation mondiale pour la santé (OMS) évalue les besoins de l'être humain en protéines à environ 0,6g/kg/jour. Si vous pesez 60 kg, cela signifie que vous avez besoin d'environ de 36g de protéines par jour. Vous verrez que si vous mangez à votre faim, vous atteindrez très vite ce chiffre ; le problème le plus fréquent est l'excès de protéines et non le manque de protéines y compris chez les végétariens. Dans le cas où votre consommation en protéines serait insuffisante, vous constaterez une fonte musculaire particulièrement visible à la racine des bras et des cuisses. En effet, l'organisme utilise ses propres muscles comme source d'acides aminés dans les rares cas où l'apport alimentaire est insuffisant. Ce phénomène est réversible si vous revenez à un apport alimentaire adéquat.

EST-IL VRAI QUE LES PROTÉINES ANIMALES SONT DE MEILLEURE QUALITÉ ?

En fait, la question n'est pas suffisamment précise. Cela dépend ce qu'on entend par le terme « qualité ». Si on entend que les protéines animales permettent d'être en meilleure santé que les protéines végétales, cette affirmation est clairement fausse. Les études épidémiologiques comme l'étude Campbell ou les nombreuses études faites parmi les Adventices du septième jour (communauté religieuse qui a pour caractéristique de comporter beaucoup de végétariens parmi ses membres mais aussi des omnivores) montrent qu'il est bénéfique pour la santé de s'alimenter essentiellement de protéines végétales. Si on entend par le terme « protéine de qualité » que les protéines animales ont en général une proportion en acides aminés essentiels plus proche de l'optimum théorique, c'est en partie vrai, même si la protéine de bœuf est limitée en méthionine qui est un acide aminé essentiel. En effet, nous n'avons pas besoin de protéines au sens propre mais nous avons besoin des acides aminés que contiennent les protéines. Le processus de digestion conduit à découper les protéines provenant de notre alimentation en acides aminés. En fait, nous avons besoin de suffisamment de chacun des 8 acides aminés essentiels et non directement de protéines que nous sommes incapables d'utiliser telles quelles. La proportion de chacun des acides aminés essentiels varie selon la nature de la protéine. Par contre, les acides aminés sont exactement les mêmes dans toutes les protéines, qu'elles soient végétales ou animales. La protéine issue de la viande rouge n'aura pas la même proportion en différents acides aminés que la protéine de blé ou celle de lentille par exemple. C'est pour cette raison que nous avons longtemps conseillé d'associer les légumineuses et les céréales. Ce conseil est judicieux mais il n'est pas nécessaire de le faire au cours du même repas. De plus, même si c'est déconseillé, il serait possible d'assurer ses apports en acides aminés essentiels en ne mangeant que des céréales par exemple, connues pour être limitées en un acide aminé essentiel, la lysine. Il suffirait d'augmenter d'environ 30 % la ration théorique en protéines issues des céréales et la lysine serait apportée en quantité suffisante. Dans la pratique, la plupart des occidentaux mangent trop de tout et ont des apports excessifs de tous les acides aminés essentiels. Au total, l'excès de protéines doit plus vous inquiéter que cette notion de « qualité » des protéines qui n'a pas grand intérêt en pratique. Bien au contraire, les protéines végétales ont des propriétés particulières que les protéines animales n'ont pas. Par exemple, leur richesse en arginine, un acide aminé non essentiel, permet à l'organisme de générer de l'oxyde nitrique, un composé essentiel à la bonne santé cardiovasculaire et au bon fonctionnement du système immunitaire. Cette propriété spéciale des protéines végétales explique en partie la moindre fréquence des maladies cardio-vasculaires chez les végétariens.

Où trouver le fer ?

Vous trouverez très facilement du fer dans les sources de protéines citées ci-dessus à savoir les céréales complètes, les légumineuses et les fruits oléagineux. En plus, il existe des quantités significatives de fer dans certains fruits comme les abricots, les figues, les prunes et dans beaucoup de légumes comme le persil, le brocoli, les haricots verts, le chou vert frisé ou le chou chinois. Cette liste est très loin d'être exhaustive et en pratique, le fer pose rarement problème. En effet, les études épidémiologiques montrent qu'il n'y a pas plus d'anémie par carence en fer chez les végétariens chez que les omnivores. Les carences en fer sont fréquentes chez les femmes puisque 20 % des femmes ont été, sont ou seront confrontées à un problème de carence en fer au cours de leur vie. Par contre, ce n'est pas un problème spécifique au végétarisme.

EST-IL VRAI QUE LE FER CONTENU DANS LA VIANDE EST MIEUX ABSORBÉ QUE CELUI ABSORBÉ DANS LES VÉGÉTAUX ?

Oui, c'est exact. La biodisponibilité du fer héminique (celui contenu dans la viande rouge, la viande blanche et le poisson) est plus importante que celle du fer non-héminique. Mais là encore, comme pour les protéines, cela ne conduit pas à être en meilleure santé, ce qui est le but d'une nutrition optimale. La moindre absorption du fer non-héminique est compensée par le fait qu'il est très abondant dans les végétaux. Ensuite, le fer héminique pose des problèmes pour la santé. En effet, nous avons constaté que le cancer du côlon était moins fréquent chez les végétariens que chez les omnivores. Nous avons des raisons de penser que cette différence est due en partie au fait que le fer héminique a un pouvoir oxydant qui favorise le cancer du côlon. Pour cette raison, le fer héminique issu de la viande n'est probablement pas la forme de fer la plus recommandable et promouvoir cette source de fer n'est pas pertinente sur le plan médical.

Doit-on craindre des carences en certains nutriments ?

Il y a quelques nutriments qui sont plus difficiles à trouver dans les végétaux que dans les produits d'origine animale. Alors que les protéines et le fer sont de faux problèmes dans les alimentations végétariennes, d'autres nutriments constituent des préoccupations légitimes. Néanmoins, il faut relativiser le risque de carence. Il existe en effet des nutriments plus faciles à trouver dans une alimentation 100 % végétarienne comme la vitamine B9 et la vitamine C. Pour prendre un seul exemple, il y a 30 % de carence en vitamine C et 10 % de carence en vitamine B9 dans la population générale qui n'est pas végétarienne. Cette carence est plus rare chez les végétariens qui consomment plus de fruits et légumes.

La vitamine B12

Il est très difficile de trouver la vitamine B12 dans le règne végétal. La vitamine B12 est nécessaire pour fabriquer les globules rouges, les plaquettes et les globules blancs ainsi que pour maintenir en bonne santé le système nerveux. Cette vitamine est également impliquée dans de nombreux autres processus métaboliques.
Les animaux ne sont pas capables de fabriquer eux-mêmes la vitamine B12. Dans la nature, elle est produite par des bactéries. Trop difficile à synthétiser, elle est fabriquée dans les usines de production de vitamine B12 par des processus de fermentation mettant en présence des bactéries et des végétaux, reproduisant ainsi le processus qui existe dans la nature. Plus de 90 % de la vitamine B12 produite dans le monde dans les usines à vitamine B12 est destiné à l'alimentation du bétail. En effet, l'alimentation contemporaine pour le bétail est fortement carencée en vitamine B12 ce qui n'était pas le cas lorsque les élevages intensifs n'existaient pas et lorsqu'une nourriture de qualité non carencée en cobalt était offerte

aux animaux. En effet le cobalt est un ingrédient qui rentre dans la composition de la vitamine B12. Lorsque que nous mangeons de la viande ou des produits d'origine animale, l'animal sert d'intermédiaire entre les usines à vitamine B12 et nous. Les végétaliens choisissent de consommer directement la vitamine B12 sous forme de suppléments ou d'aliments enrichis en B12 comme certaines céréales pour petit déjeuner. Les végétariens peuvent trouver un peu de vitamine B12 dans le lait et dans les œufs mais là aussi, les animaux qui les produisent reçoivent généralement des suppléments en vitamine B12. Lorsque les animaux vivent dans la nature ou dans des élevages traditionnels, il n'y a pas besoin de les supplémenter en vitamine B12. Concrètement, une supplémentation en vitamine B12 est conseillée mais non indispensable pour les végétariens, ces derniers bénéficiant des suppléments donnés aux animaux produisant le lait et les œufs. Une telle supplémentation est par contre indispensable chez les végétaliens. Les végétaliens peuvent prendre une ampoule de 1000 µg de vitamine B12 par semaine

(Vitamine B12 Gerda, Delagrange ou Aguettant) ou alors 10 μg de vitamine B12 par jour (quelques spécialités vendues sur Internet ou dans des boutiques biologiques proposent ce dosage comme VEG1 que l'on trouve sur www.unmondevegan.com). Ces produits peuvent s'acheter sans ordonnance. Vous remarquez que la dose que l'on doit prendre en une seule fois par semaine est beaucoup plus élevée que 7 fois la dose que l'on doit prendre une fois par jour. Ce n'est pas une erreur de l'auteur mais c'est dû à des raisons biologiques de capacité maximale d'absorption quotidienne au niveau de la muqueuse des intestins. Ce phénomène oblige à prendre une dose massive si on ne prend pas la vitamine B12 tous les jours.

LA VITAMINE D

La carence en vitamine D est un problème de santé publique majeur affectant aussi bien les omnivores que les végétariens. Nous estimons qu'entre 70 % et 90 % de la population française est carencée en vitamine D en hiver. Cette vitamine est très importante car elle indispensable pour que les intestins puissent absorber le calcium alimentaire puis pour que les os puissent fixer ce même calcium une fois qu'il est passé dans le sang. Elle joue également un rôle majeur dans l'immunité et a probablement un rôle préventif dans le cancer du sein, du côlon et de la prostate. C'est la raison pour laquelle il faut d'abord se préoccuper d'avoir des taux optimaux de vitamine D avant de se préoccuper d'avoir des apports optimaux en calcium puisque que c'est la condition pour pouvoir utiliser efficacement le calcium que nous mangeons. Nous fabriquons une pré-vitamine D dans notre peau qui est transformée en vitamine D sous l'action des rayons ultraviolets du soleil. L'alimentation apporte peu de vitamine D et la très grande majorité de nos apports en vitamine D se font sous l'action du soleil. Dans la pratique, peu de personnes prennent suffisamment de soleil et je conseille de prendre entre 3 000 et 5 000 UI de vitamine D par jour. Même si ces doses paraitront très élevées par rapport aux recommandations officielles de 200 UI par jour chez l'adulte, il s'avère que les doses officielles sont insuffisantes pour atteindre des taux sanguins optimaux. Il existe de nombreuses spécialités contenant de la vitamine D. Certaines nécessitent une ordonnance, d'autres pas. Pour des raisons pratiques, je fournis ici le nom d'une spécialité disponible dans toutes les pharmacies et ne nécessitant pas d'ordonnance : Stérogyl solution buvable en gouttes – 10 gouttes par jour correspondent à un apport quotidien de 4 000 UI. Notez que la vitamine D2 est toujours d'origine végétale alors que la vitamine D3 est presque toujours d'origine animale. Les végétariens auront donc tendance à privilégier la vitamine D2. Il existe néanmoins quelques rares spécialités contenant de la vitamine D3 d'origine végétale. Dans cette catégorie, il y a l'excellent complément Vitashine

D3 qui a l'énorme avantage de contenir 5000 UI de vitamine D3 dans une seule capsule, ce qui en fait une solution particulièrement pratique (on la trouve sur le site www.vitashine-d3.com).

Le calcium

Même s'il faut se préoccuper d'abord de la vitamine D comme exposé plus haut, les apports en calcium sont une préoccupation légitime et leur apport peut parfois être insuffisant chez certains individus, notamment chez les végétaliens. Il existe de très nombreuses sources végétales de calcium pour ceux qui ne souhaitent pas consommer de produits laitiers. Citons le lait de soja enrichi en calcium, le tofu, les haricots blancs, les amandes, les figues, les oranges, le chou chinois, le chou cavalier ainsi que le brocoli. Insistons particulièrement sur les qualités nutritionnelles du brocoli qui en plus d'être une excellente source de calcium est également une source riche en antioxydants ayant une action anticancer, ce qui n'est pas le cas des produits laitiers. L'eau contient également du calcium. On peut connaitre la teneur en calcium de l'eau du robinet en se renseignant auprès de sa mairie. Si on préfère boire de l'eau minérale, la teneur en calcium est indiquée sur l'étiquette. En occident, les besoins en calcium sont complètement surestimés. L'OMS considère que 550 mg de calcium par jour sont suffisants pour couvrir les besoins.

Les acides gras oméga-3

Les acides gras omégas-3 sont un type particulier de lipides. La carence en omégas-3 est une carence très fréquente commune entre les omnivores et les végétariens ce qui montre une nouvelle fois l'importance de l'éducation nutritionnelle pour tous, et non seulement pour les personnes mangeant peu ou pas de viande. Nous avons tendance à surconsommer les omégas-6 et à ne pas consommer suffisamment d'omégas-3. On trouve beaucoup d'omégas-6 dans les plats industriels ainsi que dans les huiles de tournesol, de pépin de raisin et d'autres huiles courantes du commerce (hormis celles citées ci-dessous). D'excellentes sources d'omégas-3 à chaine courte sont les noix et les graines de lin. Leur consommation, peu courante y compris chez les végétariens, devrait être promue. D'autres bonnes sources en omégas-3 à chaine courte sont le tofu et les huiles de colza, de lin, de soja et de noix. Les omégas-3 à chaine courte (ALA) peuvent être convertis en omégas-3 à chaine longue (EPA et DHA) par l'organisme. Cette conversion est très variable suivant les personnes et parfois, elle aboutit à des taux sanguins trop faibles en omégas-3 à chaine longue. Les végétariens, qui par définition ne mangent pas de poisson, peuvent consommer des sources directes d'omégas-3 à chaine longue sous forme de capsules fabriquées à partir de microalgues très riches en DHA et EPA (spécialités du commerce comme *Opti3, Nuique* ou *Dr Fuhrman DHA purity*). Le complément Opti3 qu'on trouve sur le site www.opti3omega.com est celui qui semble être le plus intéressant à l'heure actuelle. Il n'y a pas de preuves formelles de l'utilité de se supplémenter en omégas-3 à chaine longue. Toutefois, une telle supplémentation est fortement conseillée pour les femmes enceintes et allaitantes qu'elles soient végétariennes ou omnivores car le cerveau du bébé à naitre utilise beaucoup de DHA pour faire croître son cerveau. Notons que certains poissons gras sont également de bonnes sources d'omégas-3 à chaine longue. Les poissons sont en fait incapables de fabriquer eux-mêmes les omégas-3 à chaine longue. Ils les obtiennent en mangeant des microalgues dans la nature pour les poissons végétariens, en mangeant d'autres poissons pour les poissons carnivores ou en mangeant des suppléments à base de microalgues pour les poissons élevés dans les fermes aquacoles. Les poissons, qu'ils soient sauvages ou d'élevage, ont l'inconvénient d'être fréquemment contaminés par des métaux lourds comme le mercure ou d'autres toxiques comme les dioxines ou les PCBs. Les microalgues, appelées aussi algues microscopiques, n'ont pas cet inconvénient et sont donc une source très intéressante d'omégas-3 à chaine longue d'autant plus que leur coût est très faible comparé à une consommation quotidienne de poisson ou à des capsules d'huile de poisson.

Le cas des femmes enceintes

Les femmes enceintes peuvent tout à fait être végétariennes ou végétaliennes pendant toute leur grossesse. Une étude montre que la fréquence de la toxémie gravidique, une maladie spécifique à la femme enceinte, est moins fréquente chez les femmes enceintes végétariennes que chez les femmes omnivores. Le poids et la taille des enfants à la naissance sont comparables à leurs homologues omnivores. Les femmes enceintes doivent tout particulièrement se préoccuper de la vitamine B12, de la vitamine D et des omégas-3 à chaine longue. Nous conseillons aux femmes végétariennes désirant avoir des enfants d'optimiser leur nutrition dès qu'elles désirent tomber enceinte et non d'attendre de l'être déjà dans l'intérêt de l'enfant à naître. L'enfant commence déjà à s'habituer à différentes saveurs en déglutissant le liquide amniotique. Le goût commence ainsi à se former très tôt dans la vie d'où l'intérêt de faire un effort particulier sur la qualité de son alimentation pendant la grossesse. L'enfant aura ainsi plus de facilités à aimer des aliments bons pour la santé plus tard.

Le cas des enfants

La littérature médicale, notamment l'étude FARM, montre que la croissance des enfants végétariens de naissance n'est pas différente de celles des enfants omnivores. Leur développement psychomoteur est normal. Ils sont la preuve vivante qu'il est possible pour les enfants d'avoir une croissance satisfaisante en ne consommant absolument aucune viande.

Le cas des séniors

L'âge avancé ne contre-indique pas le végétarisme. A ces âges, nous retrouvons les mêmes risques de carences que chez les omnivores à savoir les risques de carences en vitamine B12 et en vitamine D. En effet, la production de vitamine D par la peau décroit avec l'âge. De plus, les personnes âgées peuvent avoir des difficultés à absorber la vitamine B12 que contient la viande à cause de fréquentes gastrites atrophiques. Ce dernier problème fait que les personnes âgées ont plus de mal à détacher la vitamine B12 qui est liée aux protéines animales. Les personnes âgées omnivores comme végétariennes peuvent bénéficier de suppléments en vitamine B12 et en vitamine D si nécessaire.

En conclusion

En conclusion, l'alimentation végétarienne est une façon moderne de se nourrir qui est facile à équilibrer et qui présente d'indéniables avantages pour la santé. Ce livre de cuisine vous montrera que c'est également un véritable art de vivre permettant de ravir les papilles des petits comme des grands, tout en réduisant son empreinte écologique.

Recettes et conseils pour manger autre chose

Que reste-t-il à manger ?

Si l'on supprime la viande d'un repas, il reste une grande variété d'aliments de substitution à choisir dans les groupes suivants : céréales, légumineuses, noix et graines, fruits et légumes, produits laitiers, œufs.
Pour composer des assiettes végétariennes complètes et équilibrées, piochez dans ces familles d'aliments.

Les céréales

Le riz et les pâtes bien sûr. Essayez le riz et les pâtes mi-complets ou complets. Ils ont plus de goût et surtout plus de vitamines et de minéraux. Voyez aussi, plus loin dans ce livre, ce que l'on peut faire avec du blé concassé, du couscous, de l'épeautre, du quinoa, du millet, du sarrasin… toutes céréales qui méritent d'être consommées parce qu'elles sont délicieuses et bonnes pour la santé. Elles fournissent énergie, fibres, vitamines du groupe B, calcium et fer.

N'oubliez pas que les céréales peuvent être mangées aussi bien chaudes que froides (salades de pâtes, de riz..). Les mélanges de céréales sont délicieux aussi (riz et riz sauvage, sarrasin et quinoa, riz et sarrasin...) et permettent d'enrichir les plats.

Les céréales cuites se conservent très bien au réfrigérateur. On peut faire plusieurs recettes très différentes avec une grande quantité de riz complet par exemple (salade, gratin, croquettes). Mieux vaut donc cuire les céréales complètes en grande quantité pour économiser temps et énergie.

LES LÉGUMINEUSES

À (re)découvrir absolument. Les légumes secs, que l'on appelait autrefois « la viande du pauvre », vous apporteront des protéines, de l'énergie, du fer, des vitamines et des fibres en quantité.
Haricots : blancs, flageolets, rouges, tachetés, noirs, azukis, doliques...

Pois : pois chiches, pois cassés, petits pois
Lentilles : vertes, brunes, corail…

Ayez toujours des conserves de légumes secs cuits au naturel dans vos placards. Ils vous permettront de composer rapidement des petits repas sur le pouce (salade de haricots, tartinade de pois chiches…) ou d'enrichir une soupe, un sandwich… (avec quelques haricots rouges ou quelques pois chiches).
Si vous cuisez vous-même vos légumes secs (ce qui permet une variété plus grande de haricots ou de lentilles par exemple), pensez à faire tremper les légumes la nuit pour raccourcir le temps de cuisson. Rincez-les et ajoutez des herbes aux propriétés digestives (romarin, sarriette, sauge).
Les légumes secs cuits se conservent très bien et s'accommodent de mille manières ; n'ayez pas peur d'en cuire une bonne quantité.

UN CAS À PART : LE TOFU

Le tofu est une préparation à base de soja qui nous vient de la gastronomie asiatique et qui possède de merveilleuses propriétés (riche en protéines, pauvre en graisses, réduit le taux de cholestérol, prévient les maladies cardio-vasculaires...). Voyez plus loin les différentes utilisations du tofu et de ses dérivés.

LES NOIX, LES GRAINES

Amandes, noisettes, noix de cajou ou de pécan ne sont pas seulement réservées à l'apéritif. Pensez à les incorporer à vos sautés de légumes où à vos céréales.
Elles enrichissent les plats en protéines, en calcium et en acides gras. Elles leur donnent du croquant, à condition qu'on les incorpore au dernier moment. Voyez aussi plus loin les idées pour utiliser les beurres de noix ou le gomasio.

Le choix est vaste. Variez les couleurs pour diversifier les apports nutritifs. Des légumes à feuilles sombres pour les folates (vitamine B), le calcium et le fer, des légumes jaunes et rouges pour le bêtacarotène; des fruits frais pour la vitamine C, des fruits séchés pour les fibres et le fer. Consommez-les frais, séchés, surgelés, en conserve… ils seront toujours riches en nutriments.
Pour chaque légume, pensez aux multiples déclinaisons : poireaux vinaigrette, soupe de poireaux, purée de poireaux, gratin de poireaux, fricassée de poireaux à la poêle, salade de poireaux émincés crus, tarte aux poireaux, etc. Variez les modes de cuisson selon les saisons (four et cocotte en hiver, vapeur et eau en été) et consommez-les crus le plus souvent possible.
Bien sûr, vous préférerez les légumes de saison et issus de culture biologique.
N'oubliez pas les fruits : ils peuvent parfois remplacer les légumes. Pommes, poires, pruneaux, oranges, bananes… pourront trouver facilement leur place dans des plats salés.

Mangez des légumineuses !

Les légumineuses sont à remettre à l'ordre du jour car ce sont elles qui apportent les protéines, les minéraux et les fibres nécessaires à un bon équilibre du repas.
On entend par légumineuses : les lentilles, les haricots secs, flageolets, petits pois, pois cassés, pois chiches, fèves... mais aussi les cacahuètes et le soja.
On trouve la majorité de ces légumineuses déjà préparées, cuisinées au naturel. Ayez toujours quelques provisions au garde-manger, qui vous permettront de concocter une salade ou une poêlée express. Conserves de petits pois, de haricots rouges sont disponibles en petite et grande taille.

Mangez des pois chiches !

Recette : l'hummus

Le pâté végétal par excellence. C'est un concentré équilibré de vitamines et de protéines. Rapide à réaliser si l'on a un robot. On écrase 500 g de pois chiches cuits au naturel (rincés et égouttés) avec 1 ou 2 gousses d'ail, 1 pincée de gros sel, 1 cuillerée à soupe de tahin et autant d'huile d'olive. Vous pouvez aromatiser votre hummus avec du paprika ou un peu d'huile de sésame.

Recette simplissime de salade de pois chiches

Des pois chiches cuits au naturel (rincés et égouttés), avec des tomates bien mûres coupées en petits morceaux et quelques feuilles de menthe. On arrose le tout d'un filet d'une très bonne huile d'olive. On peut aussi laisser macérer avec des épices indiennes : délicieux.

Le couscous

Pour un couscous sans viande, enrichissez le plat avec des pois chiches et soyez généreux sur la variété des légumes utilisés. N'oubliez pas les tranches de potiron simplement rôties à la poêle et les fèves. Pourquoi ne pas ajouter des graines (amandes, noix de cajou...), pour une bonne complémentarité des protéines ?

Comment manger des panisses ?

Ce sont des petites galettes végétales que l'on prépare avec de la farine de pois chiche. Vous trouverez des rouleaux tout prêts en magasins bio. Il suffit de les découper en tranches et de les faire revenir à la poêle, dans un peu d'huile d'olive. Servez-les tel quelles, avec des légumes ou des crudités. Vous pouvez aussi les recouvrir de sauce tomate, les parsemer de fromage râpé et faire gratiner au four quelques minutes.
On peut découper les panisses en petits carrés, les faire frire et les proposer à l'apéritif.

La poêlée méditerranéenne

Une poêlée de légumes méditerranéens (aubergines, courgettes, poivrons, olives) se trouvera enrichie d'une poignée de pois chiches. Accompagnez de riz et voilà une simple ratatouille transformée en un délicieux plat complet.

Idée pour enrichir un taboulé

Le classique taboulé adore les pois chiches. Il s'enrichit alors de protéines complémentaires et devient un plat très complet, riche en vitamines et en fer. On peut aussi réaliser des tas de salades-plats complets à base de couscous et de pois chiches. On y ajoutera au choix : des poivrons, des carottes râpées, des olives, des câpres, des pommes, de l'oignon cru ou des échalotes.

Deux façons de faire la soupe de pois chiches

Une idée pour l'hiver qui a beaucoup de succès. Soit on a fait cuire soi-même des pois chiches et l'on réserve alors l'eau de cuisson et une lou-

chée de pois pour la soupe. On ajoute ensuite 1 poireau en rondelles et 2 ou 3 carottes, on mixe le tout et le tour est joué.
Soit on enrichit une classique soupe de légumes d'une bonne louchée de pois chiches cuits au naturel. On mixe ou pas.

Dans tous les cas, n'oubliez pas de parfumer la soupe de pois chiches d'un filet d'huile d'olive, d'une gousse d'ail écrasée ou d'une cuillerée de pistou.

Les flocons de pois chiche, que l'on trouve en magasins bio, transformeront une soupe de légumes, une fois mixée, en un délicieux velouté.

Mangez des haricots secs !

Ne craignez pas trop les calories ou les lourdes digestions. La mauvaise réputation des haricots secs est liée aux plats riches en saindoux et en charcuterie auxquels ils sont généralement associés. Les haricots secs à la mode végétale sont pauvres en graisses, riches en fibres et en vitamines, et nettement plus digestes.

Le minestrone à l'italienne

Un bon minestrone servi avec des croûtons, des olives noires et du parmesan, et voilà un repas du soir reconstituant qui réconciliera toute la famille. Pour le minestrone, faites revenir à l'huile d'olive 2 oignons coupés en quatre, 1 branche de céleri coupée en morceaux, 2 gousses d'ail entières, 3 carottes en fines rondelles. Ajoutez 1 bon litre d'eau, 2 pommes de terre en quartiers et une petite brique de sauce tomate. Au bout de 15 minutes de cuisson, ajoutez une petite boîte de 400 g de haricots rouges cuits au naturel. Laissez mijoter 10 minutes encore, salez et relevez à votre goût.

Tortillas à la mexicaine

Le haricot rouge se trouve bien dans les préparations épicées de type chili. Une recette rapide pour 4 personnes : faites revenir dans un peu d'huile des légumes de saison dans une cocotte (cela peut être 3 poireaux coupés en rondelles, ou 1/2 chou chinois grossièrement haché ou 3 courgettes en rondelles, ou 1/2 potimarron en morceaux...). Épicez à votre goût avec du piment de Cayenne, ajoutez le contenu d'une boîte de 400 g de haricots rouges et une brique de sauce tomate. Lorsque les légumes sont cuits, réchauffez une tortilla à sec dans une poêle, déposez une louchée de légumes sur la tortilla de maïs, un gros filet de crème de soja liquide ou de crème fraîche, et éventuellement un peu de fromage râpé. Refermez la tortilla et procédez de la même façon pour les autres tortillas.

Idées pour des purées de haricots

Pour les apprécier pleinement, il faut servir les purées tièdes avec de bonnes tranches de pain complet. Vous passerez vos haricots (rouges ou blancs) cuits au moulin à légumes ou au mixeur. Ajoutez 1 ou 2 gousses d'ail écrasées, du sel, du poivre et 3 cuillerées à soupe d'une bonne huile de première pression. L'huile de noix convient bien. Ajoutez éventuellement un peu d'eau pour obtenir une consistance de purée. Parsemez de cerneaux de noix juste avant de servir. Vous pouvez parfumer les purées de haricots secs avec du cumin, de la muscade ou une bonne sauce soja.

La salade de haricots en couleurs

Mélangez le même volume de haricots rouges, blancs et noirs cuits. Vous trouverez aussi des haricots tachetés ou de petits haricots ronds comme les azukis. Ajoutez 3 échalotes hachées menu, 1 fenouil cru coupé en dés et une poignée d'olives noires. Arrosez d'une bonne vinaigrette et laissez mariner 1 heure au moins avant de servir.

La poignée de haricots rouges ou blancs

Comme pour les pois chiches, pensez à enrichir une simple poêlée de légumes d'une petite boîte de haricots rouges ou blancs préparés au naturel. Ils viendront enrichir votre plat et vous n'aurez pas besoin de l'accompagner de viande. Les haricots rouges s'accommodent bien avec les légumes « du soleil », les préparations à la catalane avec des tomates et de l'ail. Les haricots blancs préféreront les poêlées de légumes d'hiver (poireaux, carottes, oignons et potiron).
Dans les salades, la poignée de haricots rouges apporte couleur et protéines. Indispensable avec avocats, oignons, tomates, poivrons, quinoa ou grains de maïs.

Le sandwich haricots rouges et guacamole

Une recette gourmande très prisée dans les bars californiens : tartinez généreusement votre pain de guacamole, parsemez de haricots rouges, de rondelles d'oignon et de tomates.

Mangez des lentilles !

Les lentilles cuisent rapidement. Vous aurez intérêt à les faire cuire vous-même, car vous pourrez ainsi choisir des variétés originales (plates ou rondes, vertes, brunes et même les formidables lentilles corail de couleur orangée). Ce sont des protéines « bien de chez nous » à préférer au soja pour une consommation intensive et écologique.

Idées pour des plats de riz et de lentilles

Lorsque vous faites cuire du riz complet, pensez à y incorporer une poignée de lentilles. La légumineuse et la céréale cuiront ensemble et vous aurez une base complète pour créer rapidement un plat. Pour une salade, ajoutez des tomates, des poivrons cuits et des échalotes. Pour un plat complet, servez bien chaud avec, par exemple, des cœurs d'artichaut, des tranches de potimarron grillées ou des brochettes de légumes.

La soupe de lentilles

La traditionnelle soupe de lentilles est a redécouvrir. Elle se mange avec de belles tranches de pain grillées et c'est tout. Les trio gagnants, pas très originaux mais sans risques : lentilles/poireaux/pomme de terre ou lentilles/carotte en rondelles/oignons.

Recette : le dhal

Plat traditionnel indien, le dhal peut se préparer rapidement avec peu d'ingrédients différents. Faites revenir 1 ou 2 oignons hachés dans un peu d'huile. Lorsqu'ils sont transparents, ajoutez 1 cuillerée à soupe de curry ou d'un mélange d'épices maison. Ajoutez également 1 pointe (ou plus) de piment de Cayenne en poudre. Remuez et laissez cuire 1 minute. Ajoutez d'un coup 2 verres de lentilles, 2 pommes de terre coupées en quartiers et couvrez largement d'eau. Salez en fin de cuisson. Servez avec du riz basmati ou des pains indiens.

Comment cuisiner des lentilles corail express ?

Les lentilles corail sont des lentilles concassées de couleur rose. À la cuisson, elles se transforment rapidement en une purée plutôt jaune. Impeccable pour concocter rapidement des petites sauces qui enrichiront une céréale. Pour cela, faites cuire 1 verre de lentilles dans 5 verres d'eau ; lorsqu'elles sont bien défaites, parfumez avec 1 cuillerée à café de miso ou avec une bonne sauce soja et une grosse noix de beurre. Vous pouvez aussi choisir de cuire 1 verre de lentilles corail dans 5 verres de bouillon de légumes. Ajoutez une bonne noix de beurre, rectifiez l'assaisonnement et servez aussitôt.

Tartinade de lentilles express

Avec un reste de lentilles corail cuites, réalisez une petite tartinade goûteuse et salée. Ajoutez simplement du miso blanc ou brun (comptez 1 cuillerée à café de miso pour un bol de lentilles cuites). Laissez refroidir et conservez au frais.

Réussir ses salades de lentilles

Pour réussir vos salades de lentilles, deux impératifs : ajoutez aux lentilles cuites et refroidies des ingrédients croquants, crus de préférence, et laissez mariner au minimum 1 heure dans une vinaigrette bien relevée (à la moutarde ou au piment par exemple). Vous choisirez des échalotes hachées, des petits radis en rondelles, des germes de soja croquants, du concombre, du fenouil cru, des pommes, des graines de sésame…

Pensez aux lentilles pour vos farces !

Les poivrons farcis, rôtis au four, sont très simples à réaliser pour une soirée conviviale entre amis. Faites revenir à le poêle des dés de légumes ou simplement des oignons que vous mélangerez ensuite avec des lentilles brunes cuites, mixées ou pas. Une farce à parfumer généreusement d'épices, idéale pour farcir poivrons mais aussi courgettes rondes ou tomates de saison.

Mangez d'autres légumineuses !

Même si le soja est riche de découvertes gustatives (si, si), il existe d'autres légumineuses bien de chez nous que l'on peut redécouvrir et qui seront suffisantes pour équilibrer ses repas en protéines. Eh oui, le tofu n'est pas obligatoire !

Conseils pour manger des fèves

Au printemps, écossez les fèves fraîches et attendrissez-les à peine 10 minutes à la vapeur. Inutile d'enlever la première peau. On les consommera froides ou chaudes. Elles enrichissent les simples salades de haricots verts ou de tomates. Elles s'accordent très bien avec le taboulé ou toutes sortes de plats à base de couscous ou de boulghour. Hors saison, vous trouverez en bio des conserves de fèves fraîches au naturel tout à fait satisfaisantes.

Recette double : la soupe chaude ou froide de pois cassés

Superbe invention que les pois cassés (en deux) ; ils sont digestes, délicieux et cuisent rapidement. La soupe de pois cassés est un classique toujours apprécié que l'on peut servir chaud ou glacé avec des feuilles de menthe. Dans 1,5 l d'eau, plongez 300 g de pois cassés, 2 gousses d'ail, 1 pomme de terre, 1 branche de romarin et faites mijoter. Salez en fin de cuisson, mixez et c'est prêt. Pour une soupe chaude et douce, ajoutez un peu de crème fraîche ou de lait. Pour une soupe bien froide, ajoutez une poignée de menthe fraîche hachée et un filet d'huile d'olive.

Recette : la purée de pois cassés au pistou

Reprenez la recette de la soupe de pois cassés, mais vous ajouterez 2,5 volumes d'eau pour 1 volume de pois cassés. Lorsque la purée est mixée, ajoutez 1 cuillerée à soupe de pistou et autant d'huile d'olive. Mélangez, parsemez de parmesan et servez gratiné ou pas.

Les petits pois tout crus

On les prend pour des légumes, mais ce sont des légumineuses. Bien sûr, on les aime surtout frais et jeunes. Alors on les mangerait bien tout crus. Et d'ailleurs, rien ne nous en empêche : petits pois crus, radis en rondelles, feuilles de laitue hachées, petites pommes de terre nouvelles et avocat… le tout arrosé d'une bonne vinaigrette.

Riz cantonais *veggie*

Une recette qui fonctionne très bien avec les petits pois surgelés. Plongez 1 verre de riz basmati et 1 verre de petits pois encore surgelés dans 2 verres d'eau. Couvrez et arrêtez la cuisson lorsque l'eau est absorbée, puis laissez reposer à couvert. Pendant ce temps, préparez une fine omelette avec une œuf et une cuillerée à soupe de sauce soja. Coupez l'omelette en fines lanières. Assaisonnez le riz avec de l'huile de sésame (idéalement, mais c'est très bon aussi avec de l'huile de tournesol), du vinaigre de riz et de la sauce soja. Ajoutez les lanières entières ou débitées en carrés et servez tiède.

Un plat express de petits pois à l'indienne

Typique de la cuisine indienne, qui a une longue tradition végétarienne, le petit pois s'accompagne en général de fromage paneer. À défaut, on utilisera un fromage à pâte fondue de type Vache qui rit (il en existe en bio, si, si), qui ne se défait pas à la cuisson. D'abord, faites revenir 1 oignon dans un peu d'huile. Ajoutez des épices indiennes à votre goût (curry ou cumin, curcuma, coriandre, fenugrec, cardamome...) et du sel. Versez le contenu d'une grosse boîte de petits pois, avec le jus, et 4 à 6 portions de fromage. 5 minutes après, servez bien chaud.

L'arachide, une légumineuse méconnue

Toutes les traditions culinaires possèdent des plats naturellement équilibrés en céréales et légumineuses : couscous et pois chiches en Afrique du Nord, lentilles et riz en Inde, soja et riz en Asie du Sud-Est, haricots rouges et maïs en Amérique du Sud... et arachides, sous forme de sauce accompagnant le mil ou le sorgho en Afrique.

Mangez du beurre de cacahuète

Une belle cuillerée à soupe d'un bon beure d'arachide (pas trop sucré ni salé) délayée dans un peu d'eau chaude et vous voilà en possession d'une sauce aux légumineuses qui parfumera une poêlée de légumes. Une petite sauce très appréciée dans les salades de crudités.

Et des cacahuètes !

On les préférera non salées. Légèrement grillées à sec dans une poêle et concassées grossièrement elles sublimeront vos plats de céréales, vos gratins, vos panés… et vos salades.

Mangez du soja !

Le tofu, on l'a vu, n'est en rien obligatoire pour équilibrer des repas végétariens, mais il serait dommage de s'en priver ! Le soja est une légumineuse exceptionnellement riche en protéines de très bonne qualité. La graine de soja contient 40 % de protéines. Les protéines du soja renferment l'ensemble des acides aminés essentiels, et en de bonnes proportions. Le soja remplace avantageusement la viande ou les produits laitiers dans de nombreux plats. Les industriels ne s'y sont pas trompés, puisqu'ils proposent toute une gamme de produits copiant la viande (raviolis, saucisses...) à base de tofu.
Attention, ce que l'on appelle habituellement « germe de soja » est en fait un haricot mungo germé. Il s'agit d'une légumineuse, mais qui n'a pas les valeurs diététiques du soja.

Qu'est-ce que le tofu ?

Le tofu est un caillé de « lait de soja », formé, égoutté et pressé plus ou moins selon les marques. Il s'agit d'un produit 100 % végétal fabriqué à partir de graines de soja jaune. On trouve du tofu nature, plus ou moins pressé, du tofu très ferme à découper en cubes au tofu soyeux proche du fromage blanc.

Avez-vous goûté à une pomme de terre cuite ?

Eh bien, ce n'est pas terrible et c'est pourquoi sans doute Parmentier n'a pas eu, au départ, le succès facile. Pour le tofu c'est la même chose : il faut savoir le cuisiner, le mariner, le frire.... Comme la pomme de terre, il absorbe bien les saveurs et c'est un plaisir de le transformer en cuisine. Cela dit, on trouve dans le commerce du tofu déjà transformé, comme le tofu fumé (macéré dans de la sauce soja puis fumé), ou cuisiné avec des herbes et des légumes, présenté sous forme de galettes ou de saucisses. On trouve aussi des plats préparés intégrant du tofu en remplacement de la viande (lasagnes, raviolis, moussaka...)

Mangez du tofu soyeux !

Le tofu soyeux présenté en barquette a la consistance d'une crème et c'est certainement la forme la plus facile et la plus pratique à cuisiner.

La sauce tofu de base facile à faire avec ou sans robot

Travaillez 100 g de tofu soyeux avec 1 cuillerée à soupe de moutarde, 2 ou 3 cuillerées à soupe d'huile de colza ou de tournesol et autant de jus de citron. Mettez pour 1 heure au réfrigérateur et vous obtenez une mayonnaise végétale (sans cholestérol !).

La sauce tomate au tofu

Travaillez 100 g de tofu soyeux avec autant de tomates séchées. Ajoutez un filet de jus de citron.

La sauce guacamole au tofu

Reprenez la recette précédente et remplacez les tomates par 1 avocat bien mûr. Assaisonnez selon votre goût (piment, cumin…)

Une mousse au chocolat sans cholestérol

Cette fois mixez votre barquette de 400 g de tofu soyeux avec 200 g de chocolat à dessert fondu. Mettez pour12 heures au réfrigérateur et c'est la révélation de votre vie !

Des petits desserts très protéinés

Vous aprendrez vite tout seul à décliner la recette précédente avec des fruits frais au gré des saisons… Mousse aux fraises, à la mangue ou à la banane… des petits desserts protéinés qui équilibrent avec gourmandise un repas léger.

Mangez du tofu nature !

Idées de brochettes de tofu mariné

Il faut préparer une marinade bien relevée avec de l'huile, du jus de citron, de la sauce soja et des épices au choix (gingembre, cumin, piment...). Coupez du tofu en dés et faites-les tremper avec les légumes préparés (champignons, tomates cerise, poivrons...). Enfilez sur des brochettes et faites griller sur toutes les faces. À accompagner d'une céréale (boulghour, riz, couscous).

Recette de farcis au tofu

On fabrique rapidement une délicieuse farce végétale pour farcir tomates, courgettes ou même oignons évidés.
Mélangez 125 g tofu émietté avec 4 petits pains suédois émiettés, des herbes de Provence, 1 oignon râpé et 1 gousse d'ail écrasée. Mélangez ou mixez bien ces ingrédients avec la pulpe que vous aurez ôtée des légumes à farcir.

Assaisonnez généreusement et remplissez les légumes à farcir. Faites cuire au four environ 3/4 d'heure.

Fabriquez un pâté de soja

Dans le mixeur, travaillez ensemble un bloc de tofu, 2 cuillerées à soupe d'herbes finement hachées (thym frais, persil, coriandre par exemple), 1 cuillerée à café de moutarde, du sel et du poivre. Vous pouvez aussi parfumer d'1 cuillerée à soupe d'huile de sésame. Remplissez un petit ravier et laissez prendre au frais au moins 1 heure. Servez comme un fromage ou comme un pâté.

Recette : la galette de tofu maison

Pour les cuisiniers pressés. Il faut une râpe plate. Hachez un bloc de tofu, 1/2 oignon, un morceau de céleri branche et 1 carotte. Mélangez, salez, poivrez et faites revenir dans un peu d'huile à la poêle.
On peut en faire des petites galettes végétales,

il suffit d'utiliser une poêle à blinis et de faire chauffer à feu doux, en retournant les galettes comme pour une omelette.

Recette du « steak » pané

Coupez des blocs de tofu nature en tranches fines et faites-les mariner dans de la sauce soja. Ensuite, passez-les dans une assiette contenant du jaune d'œuf, puis dans la chapelure. Faites revenir les tranches ainsi panées à l'huile, dans une poêle bien chaude.
Pour un « steak » 100 % végétal, on peut aussi utiliser de la levure diététique comme panure.

Le tofu à la moutarde

Encore plus rapide que la recette précédente, badigeonnez les tranches de tofu de moutarde avant de les paner à la chapelure ou, mieux encore, à la levure diététique. Qui a dit que le tofu n'avait pas de goût ?

Mangez du tofu fumé !

Le tofu fumé a un goût plus prononcé et nécessite moins de préparation que le tofu nature.

Recette : la salade verte aux croûtons et au tofu fumé

Faites revenir des croûtons aillés et du tofu fumé dans un peu d'huile, à la poêle. Déposez sur les assiettes remplies de batavia croquante bien assaisonnée. On peut ajouter des lamelles de poire, c'est délicieux.

Quiches et tartes sans lardons

Reprenez votre recette préférée de quiche lorraine et remplacez les lardons par du tofu fumé. C'est délicieux et on peut sans crainte en reprendre. Les tartes deviennent très complètes si on y incorpore du tofu fumé (en dés ou haché). Idéal pour les tartes au brocoli, les tartes à l'oignon ou aux épinards.

Les sandwichs

Le tofu fumé est idéal pour la fabrication des sandwichs. Il n'est pas nécessaire de le faire mariner. Sa texture et son goût sont très appréciés avec des crudités. On peut le râper et le mélanger avec des légumes également râpés : carottes, céleri, betterave crue, échalote. On assaisonne d'une bonne vinaigrette et on remplit un sandwich préalablement tartiné de mayonnaise.
Pour les nostalgiques du sandwich au thon : râpez du tofu fumé et assaisonnez avec du jus de citron et des algues en paillettes.
C'est encore meilleur que l'autre !

Mangez des saucisses de soja !

On trouve dans les rayons frais des préparations à base de soja en forme de saucisse et de taille variable allant de la quenelle à la saucisse gril très ferme. Leur utilisation est identique à celle des saucisses conventionnelles. Vous pouvez aussi vous inspirer de ces idées.

La choucroute végétale saine et digeste

Achetez de la choucroute crue en magasins bio. Dans une cocotte, faites revenir 1 ou 2 oignons dans un peu d'huile, ajoutez la choucroute, quelques jeunes pommes de terre, des graines de coriandre, du poivre du moulin, et faites cuire doucement à l'étouffée. Au bout de 20 minutes, ajoutez des saucisses de soja et faites cuire encore 5 minutes. Vous pouvez incorporer des saucisses de type quenelle ou plus fermes, et même des morceaux de tofu fumé.

Idées de petits gratins de légumes

Les gratins de légumes peuvent se préparer à l'avance et constituent de bons petits plats complets, pour peu qu'on les enrichisse de saucisses de soja par exemple.
Le fromage râpé devient alors facultatif et votre gratin gagne en digestibilité et en légèreté. Un exemple : dans un plat à gratin huilé, déposez une mince couche de rondelles d'oignon.
Déposez ensuite joliment des rondelles de courgette, de pomme de terre, de tomate et de saucisse de tofu.
Parsemez d'herbes de Provence, arrosez d'un filet d'huile d'olive et d'un verre d'eau additionné de sauce soja.
Saupoudrez de chapelure avant de faire cuire 1 bonne heure au four.

L'assiette végétarienne forestière

Préparez une poêlée de champignons (girolles ou champignons de Paris feront l'affaire) bien aillée, poivrée et parsemée de persil frais.

Faites cuire 1 bon verre de boulghour dans 2 fois son volume de bouillon de légumes.
Lorsque l'eau est absorbée, couvrez et laissez gonfler hors du feu.
Faites revenir 2 pommes coupées en lamelles dans un peu de beurre ou de margarine végétale, salez et poivrez.
Disposez joliment les légumes, le boulghour et des saucisses de soja grillées à la poêle sur les assiettes.
Parsemez de noisettes entières et servez aussitôt.

Les salades de pommes de terre revisitées

Avec des petites pommes de terre cuites en robe des champs, on fait de délicieuses salades en toute saison. Ajoutez des saucisses de soja coupées en rondelles et les ingrédients du moment : avocat, oignon, tomate, champignons, cerneaux de noix, cornichons, endives... Des salades qui méritent de macérer un peu avant d'être servies.

Mangez des galettes de tofu !

On trouve très facilement du tofu macéré avec des herbes ou cuit avec des légumes et présenté sous forme de galettes rondes. Et comme maintenant, on a le choix, on privilégie les préparations peu grasses et pas trop compactes. Avec elles, plus d'excuses, il est extrêmement facile de préparer un repas sans viande sans pour autant bouleverser ses habitudes ou la forme du repas. Vous pouvez accompagner une galette de tofu aux champignons réchauffée à la poêle de crudités, de légumes cuits ou d'une céréale (riz, couscous…), comme vous le faites, de moins en moins souvent maintenant, avec un morceau de viande…

Idées de cocottes végétales

Préparez une cocotte de légumes de saison et ajoutez en fin de cuisson des galettes de tofu cuisinées pour les réchauffer.
L'hiver : dans une cocotte à fond épais, faites revenir à l'étouffée des petits bouquets de brocoli, des rondelles de pomme de terre et 1 oignon haché. Procédez à une cuisson lente qui préservera nutriments et saveurs. Salez, poivrez et, 5 minutes avant la fin de la cuisson, déposez des galettes de soja cuisinées sur les légumes. Servez parsemé de persil haché. L'été, une bonne ratatouille fera l'affaire.

Recette : les tagliatelles à la fausse bolognaise

Faites revenir à la poêle, dans un peu d'huile d'olive, 1 oignon haché, 1 gousse d'ail hachée, des tomates bien mûres coupées en morceaux, du sel et du poivre. Lorsque la sauce est de bonne consistance, passez-la au moulin à légumes et jetez la peau des tomates. Remettez la sauce sur le feu et incorporez 2 ou 3 galettes de tofu cuisinées (aux olives ou à la tomate par exemple) que vous aurez émiettées grossièrement. Laissez mijoter quelques minutes avant de verser sur des pâtes bien chaudes et cuites *al dente*. Parsemez éventuellement de pecorino râpé.

Recette : le soja burger

Remplacez le steak haché par une galette de tofu cuisinée. Procédez comme pour un burger classique. Faites chauffer le pain et le tofu, tartinez le pain de sauce, ajoutez de la salade, des échalotes, un morceau de comté ou de mozzarella et le tofu. Recouvrez de ketchup. Consommez aussitôt.

Même sur les salades ?

Eh oui, n'ayez pas peur d'émietter tout simplement une préparation de tofu cuisinée sur une jolie salade composée. C'est délicieux. Choisissez une préparation pas trop grasse, bien rouge, à la tomate ou aux olives.

Mangez des céréales !

(Autres que du riz et des pâtes)

Il est bon de rappeler que céréales ne veut pas dire uniquement « céréales du petit déjeuner » cela désigne aussi une catégorie d'aliments comme le blé, le riz, le seigle… qui participent pleinement à l'équilibre alimentaire.
Des céréales complètes ou mi-complètes, de bonne qualité, accompagnées de fromage, de légumineuses ou de noix, et voilà un plat sans viande complet et attrayant. Les pâtes font déjà l'unanimité à votre table ? Alors pourquoi ne pas innover avec des céréales différentes comme le quinoa*, le blé concassé ou le sarrasin* ?
D'autant que ces aliments sont riches en acides aminés différents, et n'est-ce pas dans la diversité que se trouve l'équilibre ?

* D'un point de vue botanique, le quinoa et le sarrasin ne sont pas des céréales.

Mangez du blé !

Quelle est la différence entre le boulghour et le couscous ?

Le boulghour est fabriqué à partir de blé dur que l'on a précuit, séché puis pelé et concassé plus ou moins finement. On trouve du boulghour fin ou du boulghour gros. Le couscous quant à lui est fabriqué à partir de semoule de blé dur qui est mouillée et roulée pour former des grains de couscous. On trouve du couscous complet ou raffiné, du couscous fin, moyen, gros.

Pour bien cuire le boulghour

Le boulghour est l'une des céréales les plus faciles et les plus rapides à préparer. On plonge 1 verre de boulghour dans 1,5 verre d'eau chaude salée et le tour est joué. Lorsque l'eau est absorbée (il faut 5 minutes à peine), on couvre la casserole et on laisse gonfler hors du feu. Cette étape est indispensable pour avoir du boulghour bien tendre. En ce qui concerne les quantités, il vous faudra compter environ 1 verre de boulghour pour 2 personnes.

Idées pour accommoder le boulghour

Pour varier les goûts et les couleurs. Reprenez la recette précédente et remplacez l'eau par du bouillon de légumes. Vous pouvez aussi parfumer (et saler par la même occasion) votre boulghour cuit avec 1 ou 2 cuillerées d'une bonne sauce soja (tamari ou shoyu). Pensez aussi aux cacahuètes salées, aux noix de cajou, aux amandes... elles donneront du croquant à votre céréale. Enfin, une pincée de cannelle, autant de curcuma ou de cumin parfumera à l'orientale un boulghour destiné à accompagner des légumes pour couscous ou des tranches de potiron grillées.

Que faire avec du boulghour fin ?

Pas besoin de le cuire. Il suffit de l'humidifier légèrement avec un peu d'eau tiède, puis de le laisser macérer avec des légumes crus coupés finement et une vinaigrette, comme pour un taboulé. Pour le consommer chaud, faites-le cuire dans un volume d'eau. Quand l'eau est absorbée, couvrez et laissez gonfler 2 minutes avant d'aérer à la fourchette.

Que faire avec du boulghour gros ?

Le boulghour gros convient tout à fait en accompagnement de galettes de tofu, d'une poêlée ou d'une cocotte de légumes. Il gagne à être accompagné d'une sauce à base de légumineuses (lentilles corail), d'oléagineux (sauce tahin), ou simplement d'une sauce tomate ou de crème fraîche.

Enfin, le boulghour gros est idéal pour farcir les aubergines, les poivrons, les tomates.

Tomates farcies… au blé concassé

Pour farcir 4 tomates, faites cuire selon la recette de base 2 verres à moutarde de boulghour gros ou fin. Mélangez la céréale avec 1 oignon haché finement bien revenu à l'huile avec des herbes de Provence. Salez, poivrez et ajoutez la chair des tomates ainsi que 2 cuillerées à soupe de cacahuètes grillées (ou d'amandes concassées). Une fois les tomates farcies, arrosez-les d'un filet d'huile d'olive, parsemez d'herbes et faites cuire au four pendant 30 minutes (170 °C).

Des idées pour manger de l'épeautre

L'épeautre est un blé rustique riche en protéines et en minéraux. On trouve maintenant très facilement de la bonne farine d'épeautre bio.
Utilisez-la pour vos pâtisseries, biscuits, crêpes, tartes… Elle est facile à travailler et vous serez surpris de sa finesse.
On trouve aussi de l'épeautre concassé (qui ressemble à du boulghour). Cela permet de consommer cette céréale sans avoir à pratiquer de longs temps de cuisson (comme avec

l'épeautre en grain). L'épeautre concassé se prépare comme du boulghour et peut accompagner les cocottes de légumes, les brochettes, les saucisses de soja, etc.

Recette : soupe express à l'épeautre

Plongez dans 1 litre d'eau bouillante : 1 verre d'épeautre concassée, 1 carotte et 1 oignon râpés, 1 poireau coupé en rondelles et 1 petite branche de romarin. Au bout de 15 minutes environ, prélevez 1 tasse du bouillon pour y dissoudre 1 cuillerée à soupe de miso. Reversez dans la soupe et servez aussitôt. Si vous n'avez pas de miso, parfumez à la sauce soja (tamari). Parsemez de coriandre ou de persil frais haché.

Mangez du millet !

On trouve le millet ailleurs que dans les graineteries et c'est tant mieux car il serait dommage de laisser cette céréale bienfaisante aux oiseaux. Riche en magnésium, en phosphore, en fluor, en provitamine A, le millet a sa place dans une alimentation moderne trop souvent carencée. On trouve des grains de millet entiers, mais aussi des flocons de millet à utiliser pour le muesli du matin ou de la semoule précuite pour les potages ou les sauces. Le millet en grains a notre préférence, sa saveur douce est souvent appréciée des enfants.

Recette pour bien préparer du millet nature

Pour cuire le millet, il suffit de le plonger dans deux fois son volume d'eau salée. Lorsque l'eau est absorbée, couvrez et laissez gonfler 5 minutes avant de servir. Il s'accommode bien d'une simple noix de beurre, d'un filet de sauce soja ou d'une sauce tomate maison. On peut le gratiner (recouvert de râpé) ou (selon la technique des pâtés de sable) en faire de petits dômes.

Gratin de millet au potimarron

Préparez du millet nature selon la recette précédente. Ôtez les pépins d'un potimarron, coupez-le en petits morceaux et faites-les cuire à la vapeur. Dans un plat légèrement huilé, déposez une couche de potimarron, quelques noix de beurre, du sel, du poivre et une pincée de cumin. Recouvrez d'une couche de millet, parsemez de fromage râpé, puis recommencez l'opération. Terminez avec le millet recouvert de râpé et passez au four pour faire gratiner.

Mangez du quinoa !

Le quinoa est une des céréales les plus attrayantes. Son goût et sa texture sont généralement très appréciés. Et c'est tant mieux, car c'est aussi une des céréales les plus riches en protéines. On peut le consommer nature, avec simplement un peu de beurre ou un filet d'une bonne sauce soja. Il s'accompagne d'un peu de tofu, d'une poêlée de légumes ou de noix grillées. Sinon, jetez une poignée de quinoa dans un bouillon clair et voilà une soupe originale. Enfin, sa légèreté et son petit croquant en font la céréale idéale des salades.

Cuisson de base du quinoa

Faites-le cuire dans deux fois son volume d'eau froide salée. Lorsque l'eau est absorbée, couvrez et laissez gonfler hors du feu. On peut remplacer l'eau par un bon bouillon de légumes ou aromatiser à la cannelle ou au tamari. Comptez 1 verre de quinoa pour 2 personnes.

Quinoa à la cantonaise

Faites cuire 2 verres de quinoa dans 4 verres d'eau salée. Lorsque la céréale a absorbé toute l'eau, laissez-la gonfler hors du feu, à couvert. Préparez une omelette fine avec 4 œufs, puis coupez-la en dés. Coupez 3 branches de céleri en petits tronçons et attendrissez-les à la poêle dans un peu d'huile de sésame. Ajoutez 1 verre d'eau, 2 tasses de petits pois et une poignée de raisins secs, laissez cuire jusqu'à ce que les légumes soient tendres. Mélangez tous les ingrédients et rectifiez l'assaisonnement avec une sauce soja.

Quinoa aux fruits secs

Faites cuire du quinoa selon la recette de base. Pendant ce temps, faites griller légèrement des noix à sec dans une poêle. Vous pouvez aussi utiliser des mélanges de noix, noisettes, amandes ou noix de cajou tout prêts, grillés et salés, qu'il suffira d'incorporer au dernier moment dans le quinoa. Décorez l'assiette avec des crudités et une sauce au yaourt, et voilà un plat vite fait, sain et très complet.

Quinoa-lentilles corail : le duo parfait

Parfait aussi pour ceux qui n'aiment pas laver la vaisselle ! Le quinoa et les lentilles corail ont le même temps de cuisson, alors n'hésitez pas à les faire cuire ensemble pendant 10 minutes dans un volume d'eau. Ajoutez un filet d'huile d'olive et de sauce soja.
Un plat bien équilibré en protéines à emporter dans sa *lunch box*, car c'est aussi délicieux froid.

Crumble de légumes au quinoa

Un verre de quinoa, une fois cuit et refroidi, est une base idéale pour un crumble. Il suffit de le mélanger avec du parmesan râpé et de l'étaler sur une ratatouille ou tout autre petit frichti de légumes. Il ne reste plus qu'à gratiner.
Vous préférez la version sucrée ? Remplacez le parmesan par de la poudre d'amande et du sucre… et les légumes par des fruits.

Idéal pour farcir les légumes

Voici une farce gourmande qui remplace très bien les farces de viande. Faites cuire 1 bol de quinoa selon la recette de base, ajoutez la même quantité de légumes cuits à la vapeur et coupés en dés (haricots coco, poivrons ou carottes par exemple). Incorporez une sauce composée de 25 cl de crème de soja liquide et de 2 cuillerées à soupe de purée d'amande. Ajoutez quelques amandes ou noix de cajou et farcissez vos légumes.

Avec les flocons de quinoa, c'est facile !

Les flocons de quinoa se lient si facilement qu'on ne peut rater ses galettes de céréales. Laissez reposer pendant 5 minutes 1 verre de flocons de quinoa dans 1 verre de lait, ajoutez 1 œuf et assaisonnez. Ensuite, faites revenir vos galettes à la poêle sur les deux faces. Rien à voir avec les galettes de céréales du commerce, et bien moins cher.

Recette : une terrine aux flocons de quinoa

Faites cuire quelques légumes de saison à la vapeur (1 tête de brocoli, ou 3 belles carottes, ou 1 morceau de potimarron), ou décongelez simplement 1 bol d'épinard. Ajoutez 1 verre de flocons de quinoa, 1 verre de lait, 3 œufs et assaisonnez à votre goût. Faites cuire au four 30 minutes dans un moule à cake et servez froid, découpé en tranches, le dimanche soir, avec une bonne mayonnaise végétale (les petits poulets vous diront merci et votre cholestérol aussi).

Des flocons partout partout

N'hésitez pas à en mettre partout, de ces délicieux flocons de quinoa : 1 poignée pour épaissir une soupe à la place de la pomme de terre, 1 cuillerée à soupe dans la pâte à tarte, 2 dans la pâte à crêpes, 3 dans votre muesli du matin…

Du quinoa même en dessert

Vous aimez le riz au lait ? mais vous le faites souvent brûler ? Vous allez adorer le quinoa au lait. Tout aussi délicieux, plus léger et plus rapide à cuire puisqu'il lui faut 20 minutes montre en main pour se transformer en votre nouveau dessert préféré. Comptez un verre de quinoa pour deux verres de lait (végétal ou pas). Laissez gonfler 10 minutes en fin de cuisson et sucrez à votre goût.

Mangez du sarrasin !

Pourquoi privilégier le sarrasin ?

Le sarrasin est une excellente source de protéines (contenant les 8 acides aminés essentiels), sans gluten et riche en antioxydants. Il a toute sa place dans la cuisine végétarienne, et pas seulement pour faire les délicieuses galettes de sarrasin. On le cuisine rapidement sous forme de grains, si les grains sont préalablement toastés, on parle de kasha.

Conseils pour bien cuire le sarrasin

Pour ne pas vous retrouver avec une bouillie improbable, oubliez la simple cuisson à l'eau. Pour 2 personnes, faites toaster un petit verre de sarrasin à sec dans une poêle. Remuez et lorsque les grains se colorent versez un volume d'eau.

Continuez à cuire à feu vif jusqu'à absorption. Ajoutez éventuellement un peu d'eau. Vous pouvez ensuite varier les accompagnements à l'infini : la saveur prononcée du sarrasin s'accorde bien avec du chou, des betteraves, des oignons, des artichauts, des tomates ou des poivrons rouges.

Salade de sarrasin en plat complet

Faites cuire 2 verres de sarrasin comme dans la recette de base, mais ajoutez 100 g de raisins secs avec l'eau. Lorsque l'eau est absorbée, couvrez et laissez gonfler hors du feu. Dans un saladier, mélangez 1 pomme coupée en dés, des petits bouquets de chou-fleur juste attendris à la vapeur et le sarrasin. Arrosez d'huile, de jus de citron et saupoudrez généreusement de paprika.

L'effet magique du sarrasin trempé

Le sarrasin, une fois trempé, génère du mucilage (un jus un peu visqueux). Voilà pouquoi il n'est pas nécessaire d'ajouter des œufs à la pâte des galettes de sarrasin : le mucilage sert de liant. Cette propriété permet de réaliser des recettes simplissimes et rapides.

Pour fabriquer 10 galettes de sarrasin

Versez 1/2 l d'eau sur 250 g de farine de sarrasin en battant vigoureusement. Salez. Vous obtenez une consistance de pâte à crêpes. Laissez reposer 1 heure (ce n'est pas obligatoire) avant de faire vos galettes. Procédez comme pour des crêpes.

Avec quoi garnir des galettes de sarrasin ?

Du fromage râpé bien poivré, mais aussi et surtout des tranches de pomme revenues à l'huile ou au beurre, quelques marrons, un confit d'oignons, 1 poignée de noix, des courgettes ou des aubergines grillées, du romarin haché menu… toutes saveurs qui se marient admirablement bien avec cette céréale au goût rustique.

« Wasa » maison 100 % sarrasin

Mélangez 100 g de farine de sarrasin avec 100 ml d'eau. Versez le mélange dans la lèchefrite du four, sur une feuille de papier sulfurisé. Étalez en une couche très fine et dessinez des triangles pour vos tartines. Faites cuire 30 minutes à 160 °C et découpez vos petites galettes croquantes à la sortie du four.

Blinis 100 % sarrasin

Pour exploiter le superpouvoir liant du grain de sarrasin trempé, essayez cette recette simplissime de blinis. Faites tremper 200 g de grains de sarrasin dans le double de leur volume d'eau pendant 2 heures ou toute la nuit. Mixez avec l'eau de trempage et laissez reposer 1/4 d'heure avant de cuire vos blinis à la poêle.

Mangez des noix et des graines !

Trucs de base

On l'a vu, les noix (noix, noisettes, amandes, noix de cajou, de pécan, pignons...) et les graines oléagineuses (tournesol, sésame, courge...) apportent à l'organisme de nombreuses vitamines, des protéines et des acides gras indispensables à un bon équilibre alimentaire. Mais pour en consommer, encore faut-il en avoir à portée de main. L'idéal est de les acheter bio et nature, en grande quantité, et de les garder dans des pots en verre pour les avoir à l'œil. Les petits sachets apéro, grillés et salés, sont bien pratiques pour les repas express. Le gomasio (sésame et sel moulus ensemble) se saupoudre tout simplement sur les crudités ou les salades.

Pensez donc à parsemer de noix diverses vos sautés de légumes, vos céréales nature, vos tartes et même les sandwichs. Le petit plus : les faire griller à sec dans une poêle. Vous embaumerez votre cuisine et vous révélerez leur saveur.

Que faire avec les beurres végétaux ?

On appelle beurres végétaux les purées de noix, de sésame, de noisette, de noix de cajou… que l'on trouve facilement toutes prêtes dans les magasins bio (évitez les préparations sucrées ou contenant des émulsifiants).
Vous en ferez des sauces, des tartinades, un substitut de beurre dans les gâteaux…
Les purées de légumes et les veloutés se trouvent bien aussi d'être enrichis d'une cuillerée de beurre d'oléagineux ; ils y gagnent en onctuosité.

Le tahin, un cas à part

Vous connaissez déjà le tahin car c'est la base de la délicieuse sauce servie sur les falafels dans les restaurants libanais. Cette purée de sésame se dissout rapidement avec un peu d'eau pour prendre la consistance de la sauce désirée (de la mayonnaise à la vinaigrette). Ajoutez un filet de jus de citron, salez. Servez avec un sauté de légumes, une céréale nature, des crudités, une terrine de légumes... Le tahin apporte des protéines complémentaires, beaucoup de calcium et de saveur.

Les pâtes à tartiner express

Les purées de cajou, de sésame et d'amande sont à la base de délicieuses tartinades rapides à préparer. La plus facile à mémoriser : 1 cuillerée à soupe de miso et 2 cuillerées à soupe de purée d'amande ou de sésame.

Sauces et lait d'amande

L'amande est la noix la plus riche en vitamine E et en minéraux. On trouve des beurres d'amande, des amandes effilées ou en poudre. On peut soi-même, avec un moulin à café, fabriquer de la poudre d'amande en petite quantité que l'on gardera au réfrigérateur. Les amandes nature peuvent être mondées (on enlève la peau facilement lorsqu'elles ont été plongées dans l'eau bouillante) puis légèrement grillées (au four ou dans une poêle à sec) avant d'être concassées au mortier.

Vous pouvez aussi fabriquer votre lait d'amande (avec de la poudre du commerce) et l'utiliser comme boisson, comme fond de potage ou pour les entremets. On trouve dans le commerce de la crème liquide d'amande, à utiliser comme une crème fraîche liquide, sur un mijoté de légumes.

Mangez du miso !

Le miso est la pâte de soja fermenté qui a donné son nom à la célèbre soupe miso des restaurants japonais. Qu'il soit à base d'orge, de riz ou « pur soja », le miso est un aliment vivant, riche en enzymes, en bactéries, et autres micro-organismes indispensables. Il contient jusqu'à 24 % de protéines, de la vitamine B12 et toutes sortes de bons acides gras.... bref c'est la panacée pour un régime pauvre en produits animaux.

Recette de la soupe miso

Préparez un bol de bouillon de légumes (il existe de bons bouillons-cubes végétaux) bien chaud. Ajoutez 1 cuillerée à café de miso préalablement mélangée à une petite quantité d'eau. C'est très bon ainsi, mais vous pouvez varier en ajoutant toutes sortes de légumes râpés ou coupés finement (carottes, shiitakés, champignons, ciboulette...)

Croque-monsieur au miso

Tartinez une tranche de pain de mie avec du miso et une autre avec de la purée d'amande ou du tahin. Au centre incorporez des rondelles de tomate, de concombre, des herbes fraîches ou des carottes râpées.

Faux-mage au miso

Associé à la levure maltée, le miso, qui est un aliment fermenté, se prend pour un fromage de chez nous. Mélangez 2 cuillerées à soupe de miso, 1 cuillerée à soupe de levure maltée et 2 cuillerées à soupe de purée d'oléagineux (la purée de noix de cajou est idéale ici).

Recettes et conseils pour toutes les occasions

Des idées de menus pour tous les jours

Gratin d'aubergines au roquefort + riz basmati

Coupez 2 grosses aubergines en rondelles. Passez au mixeur 100 g de roquefort, 1 gousse d'ail, 3 tomates et 3 cuillerées à soupe d'huile d'olive. Salez et poivrez. Alternez dans un plat une couche d'aubergines et une couche de sauce. Finissez par la sauce et faites cuire au four (180 °C) 30 minutes environ. Pendant ce temps, préparez un bon riz basmati.

Tarte au potimarron + salade aux croûtons et aux graines

Ôtez les graines d'un potimarron ; ce n'est pas la peine de l'éplucher. Coupez-le en morceaux

et faites-le cuire à la vapeur. Écrasez à la fourchette le potimarron et ajoutez 2 œufs battus avec 150 g de fromage blanc. Mélangez, salez et poivrez. Versez sur une pâte brisée et faites cuire environ 30 minutes au four (180 °C).
Préparez environ 500 g de feuilles de salade mélangées et une bonne vinaigrette. Faites dorer au four 3 à 4 minutes 2 cuillerées à soupe de graines de tournesol, autant de graines de courge et de graines de sésame. Coupez du pain aillé et huilé en petits croûtons et faites-les cuire 10 minutes au four. Mélangez les ingrédients.

Galettes de céréales + purée de légumes de saison

Mélangez 1 bol de céréales cuites (riz ou boulghour) avec 2 œufs, 1 carotte, 1 oignon râpé et 1 cuillerée à soupe de farine. Salez et poivrez. Formez des boulettes que vous aplatirez avec une fourchette, dans de l'huile bien chaude. Faites frire sur les deux faces. Servez avec une purée de légumes de saison (potimarron, carottes, céleri-rave, poireau...).

Pain de carottes + fèves fraîches

Râpez 3 belles carottes et mélangez-les avec 3 œufs, 1 verre de lait et 1 verre de flocons au choix. Parfumez éventuellement de cardamome moulue, salez et poivrez. Faites cuire au four (180 °C) pendant 25 minutes. Servez chaud ou froid, découpé en tranches, avec des fèves fraîches (ou des petits pois).

Croquettes de haricots + salade d'épinards

Faites revenir dans l'huile 1 oignon haché, puis passez-le au robot, avec 500 g de haricots rouges cuits et égouttés, 2 cuillerées à soupe de farine et 1 cuillerée à café de cumin. Formez des boulettes, faites-les revenir à la poêle, dans l'huile chaude, sur les deux faces. Servez avec une salade de jeunes épinards frais et crus aromatisés avec à l'huile de noix.

Des idées de barbecues

N'empestez plus vos voisins avec des odeurs de sardines et régalez-vous d'un barbecue 100 % végétal !

Assortiment de légumes marinés et leur sauce

Coupez des tomates olivette en deux dans le sens de la longueur, des aubergines et des courgettes en tranches dans le même sens, des oignons en rondelles et des poivrons en quartiers.
Dans un saladier, arrosez tous les légumes d'une marinade composée d'huile d'olive, de thym et de vinaigre balsamique. Faites ensuite griller les légumes sur la grille du barbecue légèrement huilée. Comptez 5 à 10 minutes, en remuant plusieurs fois. Servez avec des tranches de pain frottées à l'ail et grillées sur les deux faces.

Tranches de pain grillées au tofu

Préparez une marinade avec 3 cuillerées à soupe de sauce soja (tamari ou shoyu), 2 cuillerées à café d'huile de sésame et 1 cuillerée à café de piment. Faites-y mariner pendant 1 heure du tofu nature coupé en tranches.
Frottez de grandes tranches de pain avec une gousse d'ail et badigeonnez-les d'huile d'olive, puis faites-les griller 2 à 3 minutes de chaque côté.
Faites griller également les tranches de tofu pendant 2 à 3 minutes de chaque côté. Déposez le tofu sur les tranches de pain et parsemez de fines herbes fraîchement hachées.

Brochettes végétariennes

Faites des brochettes en alternant des morceaux de poivron vert, rouge ou jaune, des morceaux d'aubergine, de courgette, d'oignon, de tofu fumé, de seitan nature. Insérez aussi des tomates cerise, des champignons, des olives noires. Badigeonnez les brochettes d'un mélange d'huile, de jus de citron et d'origan.

Placez-les sur la grille huilée du barbecue et faites-les dorer 5 à 10 minutes, en les retournant souvent.

Salade aux légumes grillés

Faites griller des petites courgettes coupées en quatre dans le sens de la longueur ainsi que des rondelles d'oignon. Procédez sur une braise moyenne, en ayant soin de huiler la grille.
Préparez une salade de tomates bien mûres assaisonnées d'huile, de jus de citron et d'1 cuillerée à café de pistou. Ajoutez les légumes cuits et servez aussitôt.

Salade de poivrons grillés aux noix

Choisissez des poivrons de toutes les couleurs (vert, jaune, rouge) et préparez une braise bien chaude. Disposez les poivrons sur la grille et faites-les griller 20 minutes pour que leur peau noircisse et se ride.
Enveloppez-les dans un sac en plastique et laissez-les jusqu'à ce qu'ils refroidissent. Vous pou-

vez alors ôter la peau et les couper en lanières.
Disposez un mélange d'amandes, de noix, de cacahuètes, de noix de cajou, de noisettes... dans une poêle et faites-les griller en les remuant sans arrêt.
Mélangez poivrons et noix, arrosez d'une bonne vinaigrette et servez aussitôt.

Quelques idées de sandwichs

Si vous devez préparer des sandwichs, essayez ces sandwichs végétaux maison, au soja ou aux graines, qui n'ont rien à envier au jambon-beurre et qui feront, c'est certain, des envieux.

Sandwichs au tofu fumé

Coupez un bloc de tofu fumé en lanières à ajouter dans un sandwich mayonnaise avec quelques crudités. Si vous avez des pains pita, n'hésitez pas à confectionner des sandwichs très appétissants avec le tofu fumé râpé, 1 carotte râpée, des cornichons ou des câpres, 1 tomate et quelques feuilles de salade.

Croque-monsieur au tofu fumé

Se prépare exactement comme un croque-monsieur conventionnel : le jambon est remplacé par une fine tranche de tofu fumé.

Sandwichs au pâté végétal

On trouve des pâtés végétaux tout prêts dans les magasins bio. Additionnés de crudités, il font de délicieux sandwichs.
Si vous avez un peu de temps, confectionnez un pâté maison : faites revenir dans 50 g de beurre

1 cuillerée à soupe de persil haché et 1 gousse d'ail hachée. Passez au robot 50 g de haricots rouges en boîte égouttés, ajoutez du beurre persillé, poivrez et parfumez d'1 cuillerée à soupe de sauce soja. Placez dans un joli ravier au réfrigérateur pendant une heure avant utilisation.

Des idées pour manger cru

Pour profiter au maximum des vertus et bienfaits des aliments, pour une cure énergétique et aussi pour gagner du temps, oubliez un instant micro-ondes, cuit-vapeur, four à pyrolyse et prenez le temps de mastiquer légumes et céréales crus.

D'autres légumes crus sont possibles...

De nombreux légumes se mangent crus et nécessitent peu de préparation. Pour les fenouils, coupez 2 bulbes de fenouil en lamelles et hachez les feuilles finement. Radis noir et courgettes seront épluchés puis râpés. Choux-fleurs ou brocolis détaillés en petits bouquets, choux blancs ou rouges hachés finement.

Vous pouvez aussi les ébouillanter rapidement dans une casserole remplie d'eau en ébullition : ils garderont du croquant et beaucoup de vitamines, et seront pour certains plus faciles à digérer.

Salade de betteraves crues au miel

Beaucoup moins sucrée que la betterave cuite, la betterave crue nécessite un épluchage et se râpe comme une carotte. Préparez une vinaigrette au miel (3 cuillerées à soupe d'huile d'olive, 2 de vinaigre et autant de miel). Réchauffez légèrement la vinaigrette au bain-marie si le miel se dissout mal. Salez et poivrez.

Soupes crues de type gaspacho

Faciles à réaliser si vous avez un très bon mixeur ou une centrifugeuse : au choix et selon votre inspiration, vous préparerez de multiples variantes du célèbre gaspacho.
Utilisez : pain rassis, tomate, pamplemousse, poivron, concombre, céleri, ail, oignon et toutes vos fines herbes. Servez bien froid un jour de canicule…

Les trempettes

Coupez carottes, navets, fenouils et céleris-rave en tranches ou en bâtonnets. Détaillez choux-fleurs et brocolis en petits bouquets. Proposez radis, tomates cerise ou champignons. Et agrémentez de sauces diverses : à base de yaourt et d'épices, à base de purée de sésame, à base d'avocat, à base de mayonnaise, de tapenade, de beurre d'artichaut...

L'avocat, aide précieuse pour la cuisine crue

Deux avocats bien mûrs mixés sont à la base de nombreuses recettes crues : on les mixe par exemple avec du jus de citron et des épinards frais, et voici une sauce verte très vitaminée à proposer comme trempette, tartinade à sandwichs ou sauce pour les pâtes.

Recevoir (et sortir) sans viande

Difficile de penser invitations et fêtes sans viande. Pourtant, il existe une solution simple, festive et appréciée : le menu exotique. Les cuisines italienne, chinoise, mexicaine et indienne nous offrent de délicieux plats végétariens que vous choisirez au restaurant ou que vous concocterez pour vos amis. Voici quelques idées.

Italie

• *Antipasti* divers (tomates mozzarella, cœurs d'artichaut au basilic, aubergines à l'huile…)

• Minestrone, soupe de pois chiches…

• Pastas (au pistou, à l'ail et aux olives…)

• Pizza (Margarita, 4-fromages, artichauts, poivrons…)

• Tiramisu, glaces italiennes, salades de fruits…

Chine

- Soupes et consommés (au gingembre, aux nouilles, à la coriandre...)
- Salades aux germes de soja
- Sautés de légumes (chop suey)
- Plats de tofu ou de seitan (sauce aigre-douce, vapeur, rôti...)
- Chou chinois et brocoli en sautés
- Nouilles chinoises
- Raviolis vapeur au tofu
- Beignets de fruits, gâteaux de soja, croquants au sésame

Moyen-Orient

Préparez un super mezzé, ce buffet composé d'un assortiment de petites entrées.

- Hummus
- Taboulé

- Salade de fèves, salade de poivrons grillés…
- Falafels (croquettes de pois chiches) et pains pita
- Dolmas (feuilles de vigne farcies de riz et de pignons)
- Halva et autres desserts orientaux

Mexique

- Tortilla chips et sauces pimentées
- Guacamole
- Burritos, nachos, enchiladas… à base de haricots rouges, de tortillas, de piment et de sauce tomate
- Gâteaux au chocolat

Inde

La cuisine des brahmanes est traditionnellement végétarienne. Vous aurez donc l'embarras du choix.

- Raita (yaourt, concombre et épices)
- Soupe aux lentilles corail
- Samossas (chaussons de légumes)
- Pakoras (beignets à la farine de

pois chiche)

- Riz basmati, riz pulao, riz biryani…
- Dhal (lentilles)
- Curry d'aubergines
- Palak paneer (épinards et fromage)
- Pains indiens et chutney

Aux éditions La Plage, quelques livres pour aller plus loin.

- *Ma cuisine végétarienne pour tous les jours* - Garance Leureux
- *Veggie, je sais cuisiner végétarien* - Clea
- *Les savoir-faire de la cuisine végétarienne* - Clémence Catz
- *Tofu soyeux* - Clémence Catz
- *Protéines vertes* - Christophe et Cécile Berg
- *Veggie burger* - Clea et Estérelle Payany
- *Assiettes végétariennes et plats uniques* - Valérie Cupillard

Achevé d'imprimer en août 2013